BEI GRIN MACHT SICH IHR WISSEN BEZAHLT

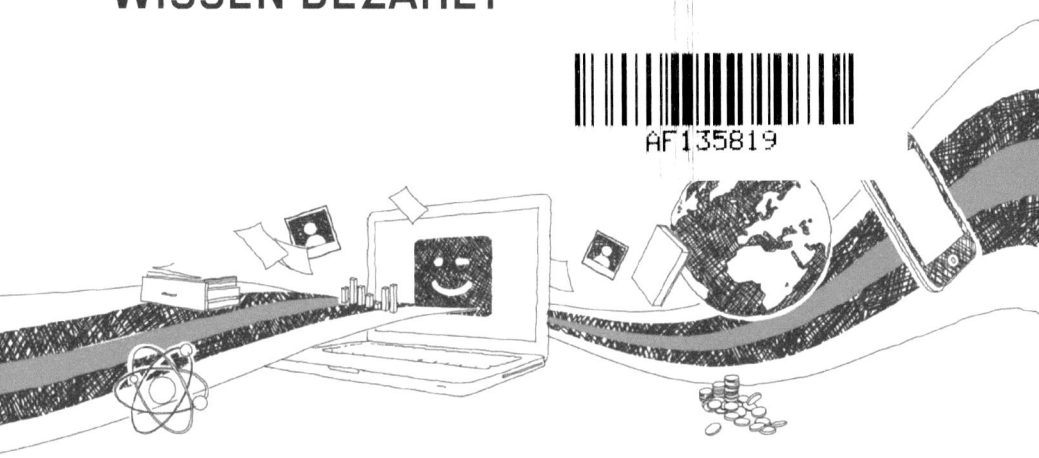

Neue Versorgungskonzepte bei Altersdepression im Pflegeheim. Erhaltung der Lebensqualität älterer Menschen mit Depression

Anja Luther

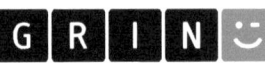

Bibliografische Information der Deutschen Nationalbibliothek:

Die Deutsche Nationalbibliothek verzeichnet diese Publikation in der Deutschen Nationalbibliografie; detaillierte bibliografische Daten sind im Internet über http://dnb.d-nb.de abrufbar.

ISBN: 9783346519825
Dieses Buch ist auch als E-Book erhältlich.

Hamburger Fern-Hochschule

Studiengang Pflegemanagement (Bachelor of Arts)

Thema: Erhaltung der Lebensqualität älterer Menschen mit Depression im Pflegeheim

Können neue Versorgungskonzepte das Problem der Altersdepression im Pflegeheim verbessern?

Modul Gesundheit und Gesellschaft

Frühjahrssemester 2020

von

Anja Luther

Abgabedatum: 12.02.2020

Inhaltsverzeichnis

Tabellenverzeichnis

Einleitung

Neben den Demenzen sind Altersdepressionen eine der häufigsten psychischen Störungen bei älteren Menschen. Infolge des demografischen Wandels werden Altersdepressionen zunehmend zur zentralen und drängenden Versorgungsherausforderung[1]. Krankenkassendaten weisen eine deutliche Zunahme der Diagnosestellung Altersdepression auf, insbesondere bei Menschen, die in Pflegeheimen leben[2]. Alleine die Krankheitskosten liegen bei den depressiven über 75-Jährigen um ein Drittel höher als bei den nicht depressiven Allgemeinpatienten[3,4]. Je nach Studie variieren die Angaben zur Prävalenz von Altersdepressionen ab den ≥ 75-Jährigen von 4,4 % bis 10,6 % für eine schwere Depression[5]. Aus der Gesundheitsberichterstattung des Bundes ist zu entnehmen, dass die Prävalenz im Bereich zwischen 8 % bis 10 % liegt, wobei Frauen offenbar häufiger betroffen sind als Männer. Dies soll aber eher mortalitätsbedingte Gründe haben[6].

Die Hausarbeit befasst sich mit dem Thema der Altersdepression bei Menschen, die in Pflegeheimen leben und hinterfragt, ob es bereits Konzepte, z. B. bei Versorgungsmodellen gibt, die Depression behandeln und somit zu einer Verbesserung der Lebensqualität von Betroffenen in Pflegeheimen beitragen können. Im Hinblick auf den vorgeschriebenen Umfang der Hausarbeit, beschränkt sich die Verfasserin jedoch allein auf Altersdepressionen und nicht auf Multimorbidität, wie z. B. Schlaganfall, Diabetes mellitus, Parkinson-Krankheit, etc., deren Auswirkungen ebenfalls eine Depression auslösen könnten[7].

1 Theoretischer Hintergrund

Der Begriff „Depression" leitet sich aus dem Lateinischen „depressus" ab und heißt „niedergedrückt" oder „herabgezogen". Es wird damit die Stimmung beschrieben, die mit einer unendlichen Leere, Ärger, Feindseligkeit, Angst, Scham und Schuld einhergeht und eng verbunden mit dem Zweifel am Sinn des Lebens zu verstehen ist[8]. Ältere

---

[1] Wittchen/Jacobi/Klose et al. (2010): S. 23
[2] Stoppe/Bramesfeld/Schwartz (2006): S. 94
[3] Riedel-Heller/Weyerer/König (2012): S. 2
[4] DGPPN/BÄK/KBV/AWMF (2015): S. 23
[5] Riedel-Heller/Weyerer/König (2012): S. 1
[6] Wittchen/Jacobi/Klose et al. (2010): S. 23
[7] Fellgiebel/Hautzinger (2017): S. 211, 220, 230
[8] Brater (1998): S. 88

Menschen klagen über Störung der Konzentration und des Gedächtnisses mit zunehmendem Schwindel. Weitere Symptome für eine behandlungsbedingte Depression sind, u. a. kurze und intensive Gefühlsregungen, wie z. B. von Freude oder Wut, Tagesschwankungen, depressiver Wahn, Suizidalität oder ein phasenhafter Verlauf der Störung[9].

Eine Altersdepression sollte ernst genommen werden, da sie mit dem Verlust der Lebensqualität und mit steigendem Suizidrisiko einhergeht[10]. 30 % der Pflegeheimbewohner leiden an einer leichten bis mittelschweren Depression[11]. Man geht davon aus, dass sogar 15 % bis 20 % der Pflegeheimbewohner an einer schweren Depression leiden. Die Prävalenz depressiver Symptome wird sogar auf bis zu 50 % geschätzt[12]. Diese Daten sind fast doppelt so hoch wie bei der älteren Allgemeinbevölkerung[13]. Gerade die multiplen psychischen und körperlichen Erkrankungen bei älteren Menschen erschweren die Diagnose Altersdepression erheblich[14].

Bekannte Risikofaktoren für Depression im höheren Lebensalter sind, neben der Polypharmazie, auch im Alter zunehmende wesentliche Veränderungen und Umbrüche. Diese sind u. a. altersassoziierte kritische Lebensereignisse. Hierzu gehören der Verlust von Familienangehörigen und Freunden sowie zunehmende gesundheitliche Beschwerden mit einhergehender Gebrechlichkeit und Multimorbidität. Dies alles kann zu einer stärker werdenden negativen Einstellung bzw. Wahrnehmung und in der Folge zu einer Negativ-Bewältigungsstrategie führen, deren Prägnanz am Ende dann Hilflosigkeit, Sinnlosigkeit und Autonomieverlust ist[15].

Obwohl depressive Erkrankungen auch im höheren Lebensalter gut behandelbar sind, werden viele Depressionen bei Pflegeheimbewohnern nicht erkannt oder diagnostiziert. Fälschlicherweise werden depressive Symptome als normale Altersveränderungen abgetan[16]. Aus diesem Grund erhält nur eine Minderheit der Betroffenen eine

---

[9] DGPPN/BÄK/KBV/AWMF (2015): S. 39
[10] Fellgiebel/Hautzinger (2017): S. VII
[11] Tesky/Schall/Schulze et al. (2019): S. 1
[12] Wittchen/Jacobi/Klose et al. (2010): S. 23
[13] DRKS (2018a): S. 6
[14] Fellgiebel/Hautzinger (2017): S. VII
[15] Wittchen/Jacobi/Klose et al. (2010): S. 23
[16] Baumgartner/Kirstein/Möllmann (2003): S. 532

adäquate Therapie[17]. Aufgrund struktureller Besonderheiten des deutschen Gesundheitswesens wird bei nur 42,9 % der erkrankten Pflegeheimbewohner überhaupt eine schwere Depression diagnostiziert und nur die Hälfte von ihnen erhält eine geeignete Therapie[18]. Dies offenbart ein eklatantes Versorgungsdefizit in der Gesundheitsversorgung. In der Folge führt dies nicht nur zu einer geringeren Lebensqualität, sondern auch zu einem schlechten gesundheitlichen Allgemeinzustand, einer früheren Mortalität und zu einem Anstieg von Krankenhausaufenthalten bei den Betroffenen[19].

2   Methodisches Vorgehen

Für die vorliegende Hausarbeit wurden verschiedene Datenbanken, wie beispielsweise Texte der Gesundheitsberichterstattung des Bundes systematisch nach Publikationen zum Thema Versorgungsmodellen im Zusammenhang mit Altersdepression bei Menschen, die in Pflegeheimen leben, durchsucht. Hierzu wurden auch die englischsprachigen Literaturrechercheprogramme BioMed Central und Medline / PubMed verwendet. Um auch relevante Buchpublikationen in die Recherche mit einzubeziehen, wurde zudem im Katalog der Deutschen Nationalbibliothek recherchiert. Als relevant erschien es auch, nach Informationen zu laufenden und abgeschlossenen klinischen Studien in Deutschland zu suchen. Vor diesem Hintergrund wurde das Deutsche Register Klinischer Studien in die Recherche mit einbezogen. Die Suche wurde auf deutsch- und englischsprachige Publikationen, die das deutsche Gesundheitssystem betreffen bzw. die seit dem Jahr 2010 veröffentlicht wurden, begrenzt. Tabelle 1 zeigt die deutschen und englischen Suchbegriffe und die Anzahl der angezeigten sowie relevanten Treffer auf.

Tabelle 1: Suchhilfe, Suchbegriffe und Treffer

Suchhilfe (Datenbank, Fachpublikationen in Bibliothek, etc.)	Verwendete Suchbegriffe	Anzahl der angezeigten Treffer	Als relevant eingestufte Treffer
BioMed Central	Late-life Depression, Case Management, nursing home, German	26	1
	Late-life Depression, nursing home, German	38	1
	Late-life Depression, German	105	1

---

[17] Fellgiebel/Hautzinger (2017): S. VII
[18] Kramer/Allgaier/Fejtkova et al. (2009): S. 345
[19] Tesky (2019): S. 2

Deutsches Register Klinischer Studien	Altersdepression, Versorgungsmodell, Pflegeheim	101	1
	Altersdepression, Pflegeheim	83	1
	Altersdepression	4	1
Gesundheitsberichterstattung des Bundes	Altersdepression, Versorgungsmodell, Pflegeheim	105	1
	Altersdepression, Pflegeheim	102	1
	Altersdepression	60	1
Katalog der Deutschen Nationalbibliothek	Altersdepression, Versorgungsmodell, Pflegeheim	0	0
	Altersdepression, Pflegeheim	0	0
	Altersdepression	23	2
Medline / PubMed	Late-life Depression, Case Management, nursing home, German	1	1
	Late-life Depression, nursing home, German	2	1
	Late-life Depression, German	35	2
Gesamtergebnis		**685**	**15**

3 Darstellung der Ergebnisse

Insgesamt wurden 685 Fundstellen ausgewertet und von diesen zunächst 15 als relevant eingestuft. Nach der Bereinigung von redundanten Fundstellen blieben insgesamt sieben Publikationen übrig, die in Kapitel 3.2 näher erörtert werden. Diese skizzieren das Setting Pflegeheim explizit auf die dort lebenden Bewohner, die an einer Altersdepression leiden. Darauf aufbauend beziehen sich die Ergebnisse auf die Lebenswelt der Betroffenen und der damit für die Pflege relevanten Handlungsempfehlungen, mit dem Ziel, deren Lebensqualität und Wohlbefinden zu verbessern. Das Ergebnis der Literaturrecherche ergab ein sehr moderates Bild zu dem Thema „Versorgungsmodell von Altersdepression in Pflegeheime". Zwar sind zum Thema Depression sehr viele Studien verfügbar, wie in Kapitel 3.1 beschrieben, aber es finden sich nur sehr wenige darunter, die sich direkt mit der Problematik von Depressionen bei älteren Pflegeheimbewohnern auseinandersetzen.

3.1 Ergebnisse der Sekundärliteratur

Einige laufende Studien, wie z. B. das LoChro-Programm, zielen eher darauf ab, Auswirkungen eines systematischen sektorübergreifenden Versorgungs- und Pflegemanagements im Umfeld vom Krankenhaus bis zur Gemeindeversorgung zu erforschen.

Das LoChro-Programm erfasst u. a. auch Daten zu depressiven Symptomen, der Zufriedenheit mit der Pflege, zur Ressourcennutzung und zu den Gesundheitskosten älterer Menschen mit Langzeiterkrankungen. Ziel dieser Studie ist es, die soziale und medizinische Versorgung für multimorbide Patienten mit chronischen Erkrankungen, die es zu verbessern gilt, näher zu untersuchen[20]. Eine weitere Studie, die GermanI-MPACT-Studie, befasste sich mit der Primärversorgung bei der Behandlung von Depression im späteren Lebensalter im hausärztlichen Setting. Ziel dieser Studie war es herauszufinden, ob sich die Integration spezieller Care Manager (Depressionsmanager) positiv auf die Behandlung von Depression auswirken könnte[21,22]. Mit den psychosozialen Faktoren im hausärztlichen Setting befasste sich die Multicare cohort study und untersuchte dabei u. a. auch die Auswirkung von sozialer Unterstützung auf Depressionen. Die Studie hinterfragte, ob sich hierbei auch die gesundheitsbezogene Lebensqualität von multimorbiden und älteren Patienten veränderte. Ein Ergebnis der Studie war, dass soziale Unterstützung, insbesondere bei drohender Mehrfacherkrankung, entweder vor depressiver Stimmung schützt oder diese prädisponiert, was sich wiederum auf die gesundheitliche Lebensqualität positiv auswirkt[23]. Eine weitere Studie, die KORA-Age Studie, beschäftigte sich mit den Determinanten des subjektiven Wohlbefindens von Menschen im Alter von 65 bis 90 Jahren. Die Ergebnisse der Studie zeigten u. a., dass bei älteren Menschen ein stärkerer Fokus auf psychische Gesundheitsinterventionen gelegt werden sollte. Dabei stellen Depressionen eine der stärksten Risikofaktoren dar, die sich negativ auf das subjektive Wohlbefinden auswirken können[24]. Die Studie CBTlate untersuchte die Wirksamkeit von Verhaltenstherapien bei ambulanten Patienten im Alter von $\geq$ 60 Jahren mit mäßiger bis schwerer Depression[25]. Die Wirkung von Frühintervention von Psychotherapie, bei Patienten mit komorbider Depression, die in eine geriatrische Klinik aufgenommen wurden, wurde im Rahmen der Studie AIDE (Acute Illness and Depression in Elderly) erforscht[26]. Die Studie „Health and Quality of Life Outcomes" setzte sich mit der gesundheitsbezogenen Lebensqualität bzw. mit der Relevanz von sozialem Engagement bei Menschen im Alter von $\geq$ 75 Jahren auseinander. Es wurde hinterfragt, inwiefern soziales

[20] Frank/Bjerregaard/Bengel et al. (2019): S. 1
[21] Wernher/Bjerregaard/Tinse (2014): S. 2
[22] DRKS (2018b)
[23] Wicke/Güthlin/Mergenthal et al. (2014): S. 1, 9
[24] Lukaschek/Vanajan/Johar et al. (2017): S. 1f, 9
[25] DRKS (2018c)
[26] DRKS (2018d)

Engagement (z. B. in Kirche, Verein, etc.) Einfluss auf depressive Symptome im Alter nehmen kann. Die Ergebnisse der Studie zeigten dabei den positiven Effekt, dass sich hierdurch die depressive Symptomatik, zumindest bei Frauen, verbessern bzw. verringern ließ[27].

3.2 Ergebnisse zur Forschungsfrage

Schneider / Nesseler (2011) geht in ihrer Publikation „Depression im Alter – die verkannte Volkskrankheit" davon aus, dass nur 25 % der Altersdepressiven eine leitlinienkorrekte antidepressive ärztliche Behandlung erhalten. Für eine adäquate Behandlung wird den Pflegefachkräften eine sorgfältige Krankenbeobachtung empfohlen und sie sollten ein Gespräch mit dem behandelnden Arzt suchen. Sie sollen die Symptome einer Altersdepression kennen und mit den Betroffenen ins Gespräch gehen, um einer Depression möglichst von Anfang an entgegenzuwirken. So können sie zur Vermeidung von Komplikationen der Altersdepression Hilfe leisten, indem sie therapiebare Depressionen frühzeitig erkennen, rechtzeitig eine psychiatrische und ggf. internistische Therapie veranlassen und die Einnahme von Antidepressiva überwachen[28]. Zum Thema „Depressiver Erkrankungen" verfasste die Gesundheitsberichterstattung des Bundes ein Themenheft. Aus diesem ist zu entnehmen, dass mit zunehmendem Alter häufiger eine Pharmakotherapie und weniger ein psychotherapeutisches Verfahren zur Anwendung kommt. Man gelangte zu der Erkenntnis, dass bei der Behandlung von Altersdepressionen nicht nur in der Psychotherapie, sondern auch bei der Pharmakotherapie eine Unterversorgung besteht. Als Folge von Spät- oder Falschbehandlung ist das Risiko einer Chronifizierung erhöht[29]. Ein Ergebnis der Studie „Die vergessenen Patienten"– Barrieren und Chancen einer optimierten Behandlung depressiver Erkrankungen im Alter" ergab ferner, dass es gerade in Pflegeheimen an gerontopsychiatrischer Expertise mangele, die sowohl auf ärztlicher als auch pflegerischer Seite liege. Eine Verbesserung der grundständigen Fachausbildung auf diesem Gebiet sei bei den Pflegenden erforderlich, denn in Deutschland werde in der Pflegeausbildung kaum entsprechendes Wissen vermittelt. Der hohe Zeitdruck und der niedrige Personalschlüssel führe dazu, dass die Grundpflege im Vordergrund steht und Gespräche mit den Bewohnern viel zu kurz kommen. Der Informationsfluss zwischen dem

---

[27] Hajek/Brettschneider/Mallon et al. (2017): S. 1
[28] Schneider/Nesseler (2011): S. 59f, 112f
[29] Wittchen/Jacobi/Klose et al. (2010): S. 24

6

Pflegepersonal und dem Arzt ist unzureichend; psychosoziale und therapeutische An-gebote gibt es bisher nur marginal. Ein Auffangen der Betroffenen mit depressiver Symptomatik wird im Pflegekatalog bisher nicht abgebildet. Etabliert sind zwar psy-chosoziale Interventionen, wie z. B. die Alltagsbegleiter für Betreuungsangebote oder auch Ergotherapie. Solche Angebote sind aber zu wenig vorhanden[30]. Eine Verbesse-rung depressiver Symptome im Rahmen von Betreuungsangeboten im Pflegeheim, wie z. B. Sport als Therapiemöglichkeit, ist in Fallgiebel / Hautzinger (2017) zu entneh-men. Allerdings war das Sportangebot als Gruppenangebot mit lediglich zweimal wö-chentlich nur sehr moderat. Es verlangt nach einer höheren Intensität[31]. Zur Verbes-serung der Behandlung von Depression im Alter in Pflegeheimen, trägt aber das seit dem Herbst 2018 initiierte interdisziplinäre Forschungsprojekt DAVOS bei. Es beinhal-tet ein strukturiertes Case-Management-Programm und verfolgt das Ziel deren Inter-vention und Wirksamkeit zu prüfen. Die Hypothese ist, dass die Durchführung der In-tervention zu einem Rückgang der Prävalenz von Depression und zu einer Verringe-rung der Depressionssymptome bei den Pflegeheimbewohnern führt[32].

3.2.1 Forschungsprojekt DAVOS – ein neues Versorgungsmodell zur Verbesserung der Altersdepression bei Pflegeheimbewohnern

Die Studie DAVOS ist ein Forschungsprojekt des Instituts für Allgemeinmedizin an der Johann Wolfgang Goethe-Universität Frankfurt, das im Herbst des Jahres 2018 star-tete. Ziel ist es, die Behandlung von Altersdepressionen von Bewohnern in den an der Studie teilnehmenden Pflegeheimen zu verbessern. Über eine individuelle Versorgung soll der Zugang zu einer evidenzbasierten psychosozialen, psychotherapeutischen und medikamentösen Therapie ermöglicht bzw. erleichtert werden. Dies soll zu einer Verbesserung der Lebensqualität der dort lebenden älteren Menschen beitragen[33]. An der Studie sind insgesamt 1.250 Bewohner - mit fortlaufender Nachrekrutierung - von zehn Altenpflegeeinrichtungen aus Frankfurt am Main beteiligt[34]. Ausschlusskriterien für die Teilnahme an dieser Studie sind ein Lebensalter < 60 Jahre, das Vorliegen einer Demenz, bipolare Störung oder andere schwerwiegende psychiatrische

---

[30] Gühne/Luppa/Stein et al. (2015)
[31] Fellgiebel/Hautzinger (2017): S. 191
[32] Tesky/Schall/Schulze et al. (2019): S. 1
[33] Tesky (2019): S. 1, 14f
[34] Innovationsausschuss beim Gemeinsamen Bundesausschuss (2020)

Erkrankungen, mit Ausnahme von depressiven Störungen[35]. Dem DAVOS-Projekt stehen über einen Zeitraum von drei Jahren insgesamt ca. 1,4 Millionen Euro Fördergelder zur Verfügung[36].

Bei der Datenerhebung werden die primären Outcomes, zu denen die Prävalenz depressiver Störungen sowie die Ausprägung der depressiven Symptomatik der Pflegeheimbewohner gehören, berücksichtigt. Als sekundäre Outcomes werden die Lebensqualität, das Funktionsniveau (instrumentelle Aktivitäten des täglichen Lebens), die soziale Partizipation sowie Art, Häufigkeit und Dauer der Krankenhausaufenthalte im Beobachtungszeitraum erfasst. Zudem werden die Baseline-Daten erhoben, zu denen u.a. die relevanten personenbezogenen und soziodemografischen Daten gehören. Im Einzelnen handelt es sich hierbei um den familiären, sozioökonomischen und kognitiven Status, den Bildungsgrad, die Persönlichkeitseigenschaften sowie um weitere Gesundheitsdaten. Diese sind: der subjektive Gesundheitszustand, die aktuelle Medikation und die somatische Komorbidität eines jeden Bewohners. In diesem Zusammenhang wird auch auf die Heimdokumentation zurückgegriffen[37].

In das Projekt werden auch die zuständigen Haus- und Fachärzte mit einbezogen[38]. Die Implementierung der Studie beginnt mit der Schulung der Pflege- und Betreuungskräfte im jeweiligen Heim. Eine wichtige integrative Funktion obliegt dem von der jeweiligen Heimleitung benannten Depression-Case-Manager (DCM), der als Schnittstelle zwischen Bewohner, Pflegekräften, Fach- und Hausärzten und Psychotherapeuten fungiert[39]. Dieser wird hierzu für eine Zeit von zehn Stunden pro Woche von seiner Pflegetätigkeit freigestellt[40]. Vor Beginn der Intervention erhält der DCM vom Studienpersonal eine psychiatrisch-psychotherapeutische Schulung. Die vom DCM eingeleitete Intervention erfolgt dabei nach den Elementen des Case-Managements: Identifikation, Assessment, Planung, Koordination und Monitoring. Für das Screening (Identifikation) auf depressive Symptomatik kommt das Instrument der „Depressions-Monitoring-List" (DeMoL) zur Anwendung. Im Falle eines positiven Screenings werden die

---

[35] Tesky (2019): S. 7
[36] Innovationsausschuss beim Gemeinsamen Bundesausschuss (2020)
[37] Tesky (2019): S. 11f
[38] Innovationsausschuss beim Gemeinsamen Bundesausschuss (2020)
[39] Tesky (2019): S. 8f
[40] Innovationsausschuss beim Gemeinsamen Bundesausschuss (2020)

zuständigen Beteiligten informiert und weitere Maßnahmen veranlasst. Wenn der Bewohner zustimmt, organisiert der DCM für diesen dann zeitnah einen Termin für eine Psychotherapie. Angeboten wird diese im Pflegeheim vor Ort durch einen Studienmitarbeiter, einem psychologischen Psychotherapeuten. Die Psychotherapie erfolgt dann in Analogie zur psychotherapeutischen Sprechstunde gemäß § 92 SGB V. Diese umfasst eine diagnostische Einschätzung (Assessment) mit einem vorläufigen Befundbericht, der konkreten Indikationsempfehlungen zu weiteren Maßnahmen beinhaltet. Der vorläufige Befundbericht wird dem Hausarzt und dem DCM zur Verfügung gestellt, um damit im Rahmen einer Fallbesprechung alle weiteren Maßnahmen im Sinne eines Behandlungsplanes mit den unten aufgeführten Modulen gestalten zu können. Der Behandlungsplan orientiert sich dabei auch an den Empfehlungen der „S3-Leitlinie und Nationale Versorgungs-Leitlinie Unipolare Depression"[41].

Bei Modul 1 handelt es sich um die Basis-Intervention, die allen Teilnehmern angeboten wird. Ein zentraler Bestandteil dieses Moduls ist u. a. auch die Aktivierung der Bewohner. Hierzu wird ein Wochenplan zur Teilnahme an Bewegungsangeboten, sozialen und anderen Freizeitaktivitäten erstellt, der sich jeweils individuell nach den Interessen und Ressourcen des Bewohners richtet. Modul 2 beinhaltet alle Behandlungsaspekte mit therapeutischer Einbeziehung der behandelnden Hausärzte, etc. für die medikamentöse Therapie, wie z. B. Antidepressiva und anderer Medikamente. Modul 3 umfasst die Teilnahme an psychotherapeutischen Gruppen und ggf. Einzelpsychotherapie durch die bereits genannten Projektmitarbeiter sowie auch weiteren externen Psychotherapeuten. Hierbei kommen u. a. die Elemente aus der kognitiven Verhaltenstherapie, der Stressbewältigung durch Achtsamkeit, etc. zur Anwendung[42].

4   Diskussion

Die derzeit lebende ältere Generation in den Pflegeheimen ist oftmals mit Kriegserfahrungen belastet und hat Schweres erdulden müssen, wie beispielsweise traumatische Erinnerungen aus der Kriegsgefangenschaft, den Verlust von Angehörigen, Freunden, Besitz und Heimat. Hinzu kommt noch der ebenfalls in diesem Zusammenhang stehende Wandel von gesellschaftlichen und politischen Wertvorstellungen. Meist haben sich viele Ältere mit diesem Teil ihrer frühen Lebensphase nicht nachhaltig

---

[41] Tesky (2019): S. 9f
[42] ebenda

auseinandergesetzt. „Dieses gesellschaftliche Phänomen hat Alexander Mitscherlich in seiner These der kollektiven »Unfähigkeit zu trauern« zu beschreiben versucht" (Schneider/Nesseler, 2011, S. 41). Zu berücksichtigen ist auch, dass Menschen mit depressiven Symptomen dazu neigen, diese zu bagatellisieren. Neben den bekannten Risikofaktoren für Depression im höheren Alter (vgl. Kapitel 1), rückt aber auch die mit dem Alter zunehmende Hilfs- und Pflegebedürftigkeit dieser Menschen in den Vordergrund[43]. Etwa 24 % der Pflegebedürftigen in Deutschland werden in Altenpflegeheimen versorgt[44]. Von diesen Betroffenen sind erhebliche Anpassungsleistungen zu erbringen. Sie müssen sich nicht nur mit dem Altersprozess auseinandersetzen, sondern sind in gewisser Weise von institutioneller Pflege abhängig[45,46]. Der Betroffene muss also mit den Bedingungen des Lebens in der Institution „Altenpflegeheim" zurechtkommen. Schon frühere Untersuchungen zur Situation untergebrachter älterer Menschen zeigen, dass die Unterbringung in ein Altenheim nicht unbedingt Isolation oder Einsamkeit bedeutet[47]. Jedoch ist belegt, dass die Prävalenz bei Menschen mit depressiver Symptomatik, die in Pflegeeinrichtungen leben, im Vergleich zur älteren Allgemeinbevölkerung fast doppelt so hoch ist (vgl. Kapitel 1)[48]. Das Ergebnis der Literaturrecherche verdeutlicht, dass es in Deutschland an adäquaten Versorgungskonzepten zur Verbesserung der Gesundheitsversorgung von älteren Menschen mit Depression in Pflegeeinrichtungen fehlt (vgl. Kapitel 3.2). Depressive Erkrankungen, auch im höheren Lebensalter, sind heutzutage jedoch gut behandelbar[49]. Eine adäquate Therapie von Betroffenen in Pflegeheimen kann aber u. a. dazu beitragen die Lebensqualität und die körperlichen Funktionen zu verbessern, eine frühere Sterblichkeit und auch Krankenhausaufenthalte zu reduzieren. Sie kann zudem weiteren somatischen Erkrankungen und dem Risiko einer Polypharmazie entgegenwirken[50]. Die in Kapitel 3.1 genannte GermanIMPACT-Studie stellt eines dieser Konzepte zur Altersdepression dar, in dem auch das Case Management berücksichtigt wird. Dies erfolgt allerdings im Setting Hausarztpraxis und ohne die Einbeziehung von Altenpflegeheimen[51]. Mit dem im Kapitel 3.2.1 näher erläuterten Forschungsprojekt DAVOS, das im Herbst 2018

---

[43] Schneider/Nesseler (2011): S. 41, 60
[44] Statistisches Bundesamt (2019)
[45] Oswald/Gatterer/Fleischmann (2008): S. 94
[46] Schneider/Nesseler (2011): S. 41, 60
[47] Oswald/Gatterer/Fleischmann (2008): S. 94
[48] DRKS (2018a): S. 6
[49] Baumgartner/Kirstein/Möllmann (2003): S. 532
[50] Tesky (2019): S. 2
[51] Wernher/Bjerregaard/Tinse (2014): S. 2

startete, ist erstmals ein umfassendes Depressions-Case-Management-Programm für den deutschen Versorgungsalltag konzipiert und implementiert worden. Mit der Intervention dieses neuen Versorgungsmodells in Pflegeheimen wird ein patientenorientierter Lösungsansatz eines bekannten Versorgungsdefizites im Rahmen des SGB V aufgezeigt und hebt u. a. die Schnittstellenprobleme in der ärztlich-pflegerischen Zusammenarbeit in Pflegeheimen hervor[52]. Nach Frau K., Inklusionsbeauftragte mehrfachbelasteter Bewohner in einem Seniorenzentrum Frankfurt mit 120 Betten, liegt die Stärke von DAVOS vor allem darin, in Pflegeheimen auch über adäquate Depressionstherapien nachzudenken und sich nicht nur alleine auf die medikamentöse Therapie zu verlassen. Das Versorgungsmodell trägt zudem zu einer Depressionsprophylaxe älterer Menschen in Pflegeheimen bei, indem im Rahmen des Screenings alle Pflegeheimbewohner angesprochen werden. In den Wohnbereich-Teams finden psychiatrische Krankheitsbilder (wie u. a. die Altersdepression), die in der grundständigen Fachausbildung bei den Pflegenden bisher unterrepräsentiert waren, über das Projekt nunmehr eine stärkere Berücksichtigung. Durch das erweiterte Informationsmanagement und der interdisziplinären Zusammenarbeit beeinflusst das Projekt auch noch positiv die Teamentwicklung der Wohnbereiche. Die Bewohner haben mit DAVOS einen professionellen Ansprechpartner für ihre Sorgen und Ängste und können diese in einem personenzentrierten Gespräch aus- bzw. besprechen. Mit der einhergehenden Problematik, insbesondere mit dem „Nicht-wahrhaben wollen" und damit einhergehender Schamgefühle, bringt sich der DCM hier positiv ein. Als innovativ ist hier der psychotherapeutische Ansatz innerhalb des Pflegeheimes zu sehen, der den interdisziplinären Rahmen erweitert und damit die bisherigen Therapien der Haus- und Fachärzte nachhaltig positiv ergänzt. Im Rahmen des Screenings der Bewohner für die DAVOS-Studie kann es ein Risiko sein, wenn ausgerechnet die Bewohner das Angebot ablehnen, von denen man annahm, dass diese am ehesten die Hilfe benötigen. Die Ablehnung ist jedoch im Krankheitsbild Depression selbst begründet[53], das u. a. von Rat- und Entschlusslosigkeit, Gefühl von Sinnentleerung, Antriebsstörungen, Interessenverlust, Freudlosigkeit, etc. geprägt ist[54].

---

[52] Tesky (2019): S. 4, 14f
[53] Frau K. (2020)
[54] Fellgiebel/Hautzinger (2017): S. 60

Im Erfolgsfall ließe sich DAVOS direkt in die Versorgungspraxis übertragen und könnte damit zu einer konkreten Verbesserung in der psychiatrisch-psychotherapeutischen Behandlung depressiv erkrankter Altenheimbewohnern beitragen. Somit kann davon ausgegangen werden, dass bei Wirksamkeit der neuen Versorgungsform in Pflegeheimen, dies nicht nur zu einem Abfall der Depressionsprävalenz im Alter führen, sondern dies auch einen positiven Einfluss auf die Lebensqualität und auf das Wohlbefinden der in Pflegeheimen lebenden Menschen nehmen wird[55]. Allerdings wäre auch eine Anpassung des § 1 der Psychotherapie-Vereinbarung zweckmäßig, denn psychotherapeutische Leistungen außerhalb der Praxisräume des Therapeuten sind derzeit nicht zulässig und damit nur sehr schwer umzusetzen. Hier ist der Gesetzgeber gefordert, die Durchführung dieser Sprechstunden durch Vertragspsychotherapeuten vor Ort in den Pflegeheimen zu ermöglichen[56].

---

[55] Tesky (2019): S. 15
[56] Psychotherapie-Vereinbarung (2019): S. 3

Literaturverzeichnis

Baumgartner, L.; Kirstein, R.; Möllmann, R. (2003): *Häusliche Pflege heute*, Handbuch und Nachschlagewerk, 1. Aufl., München, Jena: Urban und Fischer Verlag.

Brater, J. (1998): *Lexikon für Patienten*, Krankheiten von A-Z, verständlich – übersichtlich – umfassend, Berlin: Ullstein Buchverlage GmbH & Co. KG, Verlag Gesundheit.

DGPPN, BÄK, KBV, AWMF (Hrsg.) (2015): *S3-Leitlinie / Nationale Versorgungs-Leitlinie, Unipolare Depression*, Langfassung, 2. Aufl. Version 5. Verfügbar unter: www.depression.versorgungsleitlinien.de [20.12.2019].

DRKS (2018a): Deutsches Register klinischer Studien, DRKS-ID der Studie: DRKS00015686, *Depression im Altenpflegeheim: Verbesserung der Behandlung durch ein gestuftes kollaboratives Versorgungsmodell*. Verfügbar unter: https://www.drks.de/drks_web/navigate.do?navigationId=trial.HTML&TRIAL_ID=DRKS00015686 [20.12.2019]

DRKS (2018b): Deutsches Register klinischer Studien, DRKS-ID der Studie: DRKS00003589, *Koordinierte Behandlung der Altersdepression in der Primärversorgung: Implementierung des IMPACT-Programms in Deutschland*. Verfügbar unter: https://www.drks.de/drks_web/navigate.do?navigationId=trial.HTML&TRIAL_ID=DRKS00003589 [10.01.2020].

DRKS (2018c): Deutsches Register Klinischer Studien, DRKS-ID der Studie: DRKS00013769, *Kognitive Verhaltenstherapie für die Behandlung von Altersdepression – Eine multizentrische, randomisierte, beobachterblinde, kontrollierte Studie (CBTlate)*. Verfügbar unter: https://www.drks.de/drks_web/navigate.do?navigationId=trial.HTML&TRIAL_ID=DRKS00013769 [10.01.2020].

DRKS (2018d): Deutsches Register Klinischer Studien, DRKS-ID der Studie: DRKS00004728, *Frühinterventionelle Psychotherapie bei akutgeriatrischen Patienten mit komorbider Depression*. Verfügbar unter: https://www.drks.de/drks_web/navigate.do?navigationId=trial.HTML&TRIAL_ID=DRKS00004728 [10.10.2020].

Fellgiebel, A.; Hautzinger, M. (Hrsg.) (2017): *Altersdepression*, Ein interdisziplinäres Handbuch, Berlin: Springer-Verlag GmbH.

Frank, F.; Bjerregaard, F.; Bengel, J.; Bitzer, E.; Heimbach, B.; Kaier, K.; Kiekert, J.; Krämer, L.; Kricheldorff, C.; Laubner, K.; Maun, A.; Metzner, G.; Niebling, W.; Salm, C.; Schütter, S.; Seufert, S.; Farin, E.; Voigt-Radloff, S. (2019): *Local, collaborative, stepped and personalised care management for older people with chronic diseases (LoChro): study protocol of a randomised comparative effectiveness trial.* Verfügbar unter: https://bmcgeriatr.biomedcentral.com/track/pdf/10.1186/s12877-019-1088-0 [09.01.2020].

Frau K. (2020): Inklusionsbeauftragte mehrfachbelasteter Bewohner in einem Seniorenzentrum Frankfurt mit 120 Betten. Persönliche Auskunft vom 14.01.2020

Gühne, U.; Luppa, M.; Stein, J.; Wiese, B.; Weyerer, S.; Maier, W.; König, H.-H.; Riedel-Heller, S. (2015): *„Die vergessenen Patienten"– Barrieren und Chancen einer optimierten Behandlung depressiver Erkrankungen im Alter, Ergebnisse einer qualitativen Expertenbefragung*, Barriers and Opportunities for Optimized Treatment of Late Life Depression, A Qualitative Analysis of Expert Interviews. Verfügbar unter: https://www.researchgate.net/publication/279966997_Barriers_and_Opportunities_for_Optimized_Treatment_of_Late_Life_Depression [12.01.2020].

Hajek, A.; Brettschneider, C.; Mallon, T.; Ernst, A.; Mamone, S.; Wiese, B.; Weyerer, S.; Werle, J.; Pentzek, M.; Fuchs, A.; Stein, J.; Luck, T.; Bickel, H.; Weeg, D.; Wagner, M.; Heser, K.; Maier, W.; Scherer, M.; Riedel-Heller, S.; König, H.-H. (2017): *The impact of social engagement on health-related quality of life and depressive symptoms in old age - evidence from a multicenter prospective cohort study in Germany.* Verfügbar unter: https://hqlo.biomedcentral.com/track/pdf/10.1186/s12955-017-0715-8 [12.01.2020].

Innovationsausschuss beim Gemeinsamen Bundesausschuss (2020): *DAVOS – Depression im Altenpflegeheim: Verbesserung der Behandlung durch ein gestuftes kollaboratives Versorgungsmodell, Projektbeschreibung.* Verfügbar unter: https://innovationsfonds.g-ba.de/projekte/versorgungsforschung/davos-depression-im-altenpflegeheim-verbesserung-der-behandlung-durch-ein-gestuftes-kollaboratives-versorgungsmodell.143 [17.01.2020].

Kramer, D.; Allgaier, A.-K.; Fejtkova, S.; Mergl, R.; Hegerl, U. (2009): *Depression in Nursing Homes: Prevalence, Recognition, and Treatment.* The International Journal of Psychiatry in Medicine, 39, (4). Verfügbar unter: https://journals.sagepub.com/doi/10.2190/PM.39.4.a [23.12.2019].

Lukaschek, K.; Vanajan, A.; Johar, H.; Weiland, N.; Ladwig, K. (2017): *"In the mood for ageing": determinants of subjective well-being in older men andwomen of the population-based KORA-Agestudy.* Verfügbar unter: https://bmcgeriatr.biomedcentral.com/track/pdf/10.1186/s12877-017-0513-5 [09.01.2020].

Oswald, W.; Gatterer, G.; Fleischmann, U. (2008): *Gerontopsychologie, Grundlagen und klinische Aspekte zur Psychologie des Alterns*, 2. Aktualisierte und erweiterte Aufl., Wien: Springer-Verlag

Psychotherapie-Vereinbarung (2019): Vereinbarung über die Anwendung von Psychotherapie in der vertragsärztlichen Versorgung (Psychotherapie-Vereinbarung) vom 02.02.2017, zuletzt geändert am 01.04.2019 in Krafttreten am 15.04.2019. Verfügbar unter: https://www.kbv.de/media/sp/01_Psychotherapie_Aerzte.pdf [27.01.2020].

Riedel-Heller, S.; Weyerer, S.; König, H.-H.; Luppa, M. (2012): *Depression im Alter, Herausforderung für eine Gesellschaft der Langlebigen*, Der Nervenarzt 2012. Berlin, Heidelberg: Springer-Verlag

Schneider, F.; Nesseler, T. (2011): *Depression im Aller, Die verkannte Volkskrankheit*, Hilfe für Betroffene und Angehörige, Diagnose, Therapie, Pflege. München: F. A. Herbig Verlagsbuchhandlung

Statistisches Bundesamt (2019): *Pflegebedürftige nach Versorgungsart, Geschlecht und Pflegegrade 2017*. Verfügbar unter: https://www.destatis.de/DE/Themen/Gesellschaft-Umwelt/Gesundheit/Pflege/Tabellen/pflegebeduerftige-pflegestufe.html [17.01.2020].

Stoppe, G.; Bramesfeld, A.; Schwartz, F.-W. (Hrsg.) (2006): *Volkskrankheit Depression?* Bestandsaufnahme und Perspektiven. Berlin, Heidelberg: Springer Medizin Verlag

Tesky, V. (2019): Stellvertretende Leiterin des „Arbeitsbereich Altersmedizin", Institut für Allgemeinmedizin, Johann Wolfgang Goethe-Universität Frankfurt am Main. *Studienprotokoll DAVOS Projektbeschreibung*, Schriftliche Auskunft vom 06.11.2019

Tesky, V.; Schall, A.; Schulze U.; Stangier, U.; Oswald, F.; Knopf, M.; König, J.; Blettner, M.; Arens, E.; Pantel, J. (2019): *Depression in the nursing home: a cluster-randomized stepped-wedge study to probe the effectiveness of a novel case management approach to improve treatment* (the DAVOS project). Verfügbar unter: https://trialsjournal.biomedcentral.com/articles/10.1186/s13063-019-3534-x [20.12.2019].

Wernher, I.; Bjerregaard, F.; Tinse, I. (2014): *Collaborative treatment of late-life depression inprimary care (GermanIMPACT): study protocol ofa cluster-randomized*

controlled   trial. Verfügbar   unter: https://trialsjournal.biomedcen-
tral.com/track/pdf/10.1186/1745-6215-15-351 [09.01.2020].

Wicke, F.; Güthlin, C.; Mergenthal, K.; Gensichen, J.; Löffler, C.; Bickel, H.; Maier, W.;
Riedel-Heller, S.; Weyerer, S.; Wiese, B.; König, H.-H.; Schön, G.; Hansen, H.;
Bussche, H.; Scherer, M.; Dahlhaus, A. (2014): *Depressive mood mediates the in-
fluence of social support on health-related quality of life in elderly, multimorbid pa-
tients.*   Verfügbar   unter: https://bmcfampract.biomedcent-
ral.com/track/pdf/10.1186/1471-2296-15-62 [09.01.2020].

Wittchen, H.-U.; Jacobi, J.; Klose, M.; Ryl, L. (2010): Robert Koch-Institut, Statistisches
Bundesamt (Hrsg.), Die Gesundheitsberichterstattung des Bundes (GBE), Heft 51,
Depressive Erkrankungen, Berlin: Druckerei Heenemann. Verfügbar unter:
https://www.rki.de/DE/Content/Gesundheitsmonitoring/Gesundheitsberichterstat-
tung/GBEDownloadsT/depression.pdf?__blob=publicationFile. [21.12.2019].

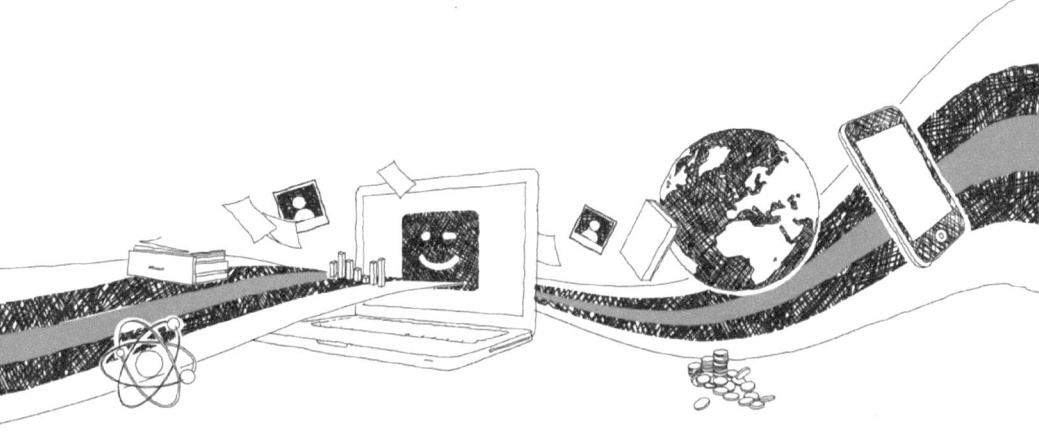
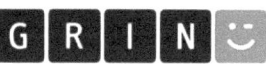